AF494436

MANUEL D'HYGIÈNE

A L'USAGE

DES ÉCOLES PRIMAIRES

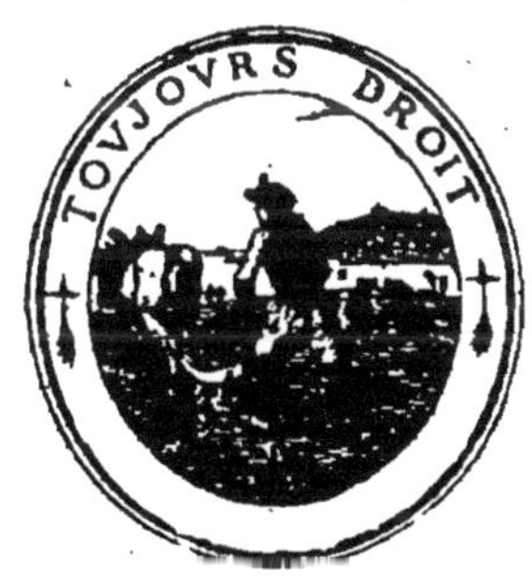

LIBRAIRIE LE GOAZIOU

7, Rue St-François
QUIMPER
(Finistère)

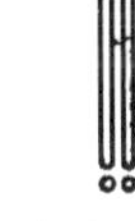

1, Place Bisson
LORIENT
(Morbihan)

1923

MANUEL D'HYGIÈNE

A L'USAGE

DES ÉCOLES PRIMAIRES

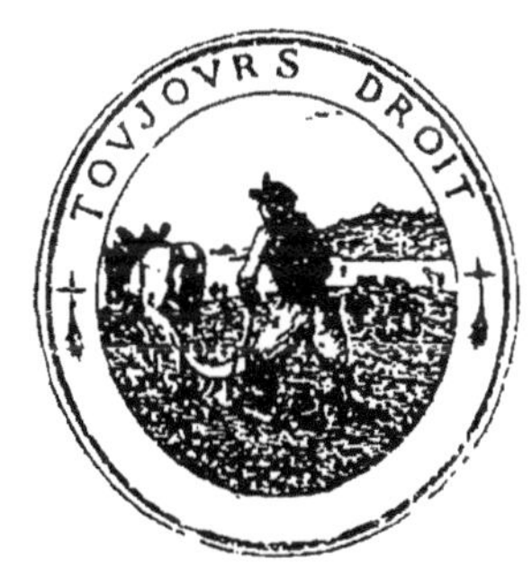

LIBRAIRIE LE GOAZIOU

7, Rue St-François
QUIMPER
(Finistère)

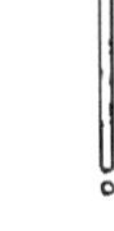

1, Place Bisson
LORIENT
(Morbihan)

1923

MANUEL D'HYGIÈNE

A L'USAGE DES ÉCOLES PRIMAIRES

AVANT-PROPOS

Le Manuel que nous présentons est conçu sous une **forme impérative.**

Cette forme nous a paru nécessaire pour atteindre le but que nous poursuivons : les notions d'hygiène les plus simples reposent, en effet, sur un ensemble de connaissances que la brièveté de la fréquentation scolaire ne permettrait pas d'exposer et d'inculquer aux élèves.

Ce Manuel n'est, aussi, qu'un **résumé succinct.**

Il ne contient que les règles indispensables, parce que, pour lui conserver, le plus longtemps possible, toute sa valeur, nous n'avons énoncé que celles dont l'efficacité est indiscutable et qui ne risquent pas d'être soumises aux fluctuations des conceptions scientifiques.

Si les circonstances le permettent, plus tard, ce Manuel pourra servir de plan à un enseignement plus étendu et complété par des explications détaillées. Mais, en attendant que de telles conditions puissent être réalisées :

L'Hygiène doit s'enseigner beaucoup plus par la pratique régulière que par les leçons orales ou écrites, *beaucoup plus par l'exemple que par la prédication.*

C'est donc, surtout, sur les Maîtres et sur les Maîtresses de nos Ecoles que nous comptons pour renforcer et pour illustrer par **leur propre exemple** *les aphorismes que nous leur proposons.*

⁂

Les formules qui constituent la trame de ce Manuel sont imprimées en caractères gras. Elles sont des formules rigides ; elles doivent être apprises par cœur et reproduites sans modifications.

Au contraire, les commentaires qui les précèdent ou qui les suivent n'ont qu'une valeur indicative ; les Maîtres et les Maîtresses restent libres de les développer, de les modifier de façon à les faire cadrer avec l'enseignement des autres matières, à les adapter, s'il est nécessaire, au milieu auquel ils s'adressent, aux temps et aux lieux.

I

HYGIÈNE INDIVIDUELLE

La première condition pour devenir robuste, pour rester sain, pour éviter les maladies est :

ÊTRE PROPRE

Dans ce but :

Au lever, tous les jours, il faut procéder à une toilette aussi complète que possible :

Savonner la tête, la figure, les oreilles, le cou, les mains, les pieds, toutes les parties du corps qui ont été salies la veille ; laver la bouche, brosser et savonner les dents, couper les ongles et les nettoyer, laver le nez en aspirant plusieurs fois de l'eau propre. Aussi souvent qu'on le peut et, au moins, une fois par mois, se baigner en se savonnant dans une baignoire, dans un bassin, sous une douche, dans un ruisseau propre.

Il faut porter du linge propre, en changer le plus souvent possible et aussitôt qu'il est sale.

Le linge sale doit être non seulement lavé, mais lessivé.

Les vêtements doivent être aussi amples que possible, ne pas serrer le corps ; ils doivent être propres, brossés tous les jours et lavés quand ils sont sales ; ils doivent être individuels :

Le moyen le plus rationnel de s'habituer au froid pour résister aux maladies qu'il occasionne consiste à porter des vêtements peu nombreux, à ne pas accumuler gilet sur gilet, pantalon sur pantalon, à porter des vêtements larges et amples qui laissent circuler l'air.

Tous les jours, avant de les mettre, il faut brosser ses vêtements, les battre au dehors s'ils sont imprégnés de poussière ou de boue. Il est essentiel, aussi, de les laver de temps en temps et, au moins, quand on les abandonne aux changements de saison.

Enfin, il ne faut pas se servir des vêtements des autres, même de ceux des parents, frères ou sœurs, avant qu'ils n'aient été lavés ; il convient, surtout, de ne pas prêter sa coiffure, son mouchoir, de ne pas emprunter ceux des autres : ce serait s'exposer à contracter des maladies telles que : les furoncles, la teigne, la tuberculose, par exemple.

Dans le courant de la journée :

Il faut laver : avant les repas, ses mains ; après les repas, ses mains et sa bouche ; en toutes circonstances, les parties du corps qui ont pu être salies par le jeu, le travail.

La toilette, généralement rapide, du matin ne peut assurer la propreté corporelle pour toute la journée :

Il faut s'efforcer d'être constamment propre.

Aux repas :

On ne doit manger que des aliments cuits, bouillis ou lavés à l'eau propre.

Il ne faut pas manger dans l'assiette, boire dans le verre, se servir de la four-

chette, de la cuillère ou du couteau des autres, à moins qu'ils n'aient été lavés.

La viande et la plupart des légumes doivent être cuits ou bouillis parce qu'ils peuvent contenir des germes de maladies ou qu'ils sont indigestes ; les fruits, les légumes que l'on ne peut pas faire cuire doivent être lavés avec de l'eau propre parce que leur surface est salie par la poussière, la terre, le fumier.

Les ustensiles qui servent aux repas doivent être individuels parce que, par leur intermédiaire, des maladies, parfois cachées ou méconnues, peuvent se communiquer.

On ne doit boire qu'en mangeant.

Les enfants ne doivent boire que de l'eau ou des tisanes.

Les adultes ne doivent boire que modérément des boissons fermentées.

Personne ne doit boire d'alcool : l'alcool est un poison.

Les boissons fermentées, cidre, vin ou bière et surtout l'eau-de-vie et les liqueurs entravent la croissance des enfants et le développement de leur intelligence, troublent leur sommeil, les rendent plus aptes à contracter les maladies et moins forts pour les supporter.

On ne peut commencer à boire des boissons fermentées que lorsque la croissance est terminée, jamais avant dix-sept ou dix-huit ans, et lorsqu'on se livre, en plein air, à des travaux de force. Mais il faut en consommer peu : un demi-litre de cidre ou de vin est plus que suffisant pour une journée ; il faut se garder de boire du vin blanc qui donne des maux de tête, de l'alcool qui rend fou. Toute boisson prise en dehors des repas expose à des maux d'estomac.

Lorsqu'on boit de l'eau il faut veiller à sa propreté et la faire bouillir si elle est ou paraît douteuse.

Il ne faut pas apporter, dans le lieu où l'on entre, de saletés du dehors : chez soi, chez les autres, à la Mairie, à l'Ecole, à l'Eglise et dans tous les lieux publics, que ce soit avec des chaussures sales ou en crachant par terre.

La boue, apportée avec les chaussures,

devient, en séchant, de la poussière et la poussière rend l'air malsain. La boue, la poussière salissent les chambres et augmentent le travail de ceux qui doivent nettoyer.

Cracher par terre est sale et dangereux.

Beaucoup de maladies se communiquent par les crachats desséchés ; celui qui n'est pas malade ne doit pas cracher. Si la maladie oblige à cracher, il faut le faire dans son mouchoir ou dans un crachoir, ou un vase, contenant un peu d'eau de Javel ou de crésyl.

On ne doit respirer que par le nez, on doit mettre son mouchoir devant la bouche quand on éternue et quand on tousse.

Enfin, quand la journée est terminée et que vient le moment du repos :

Il faut entrer propre dans son lit et, avant de se coucher, faire une toilette complète du corps.

II

HYGIÈNE DE L'HABITATION

La plus grande partie de notre temps se passant à la maison, nous devons nous efforcer de rendre notre habitation aussi agréable qu'il est possible.

Pour être agréable :

Notre habitation doit être propre, bien aérée, bien éclairée, chauffée en hiver et pourvue d'eau potable.

Le meilleur éclairage étant celui donné par la lumière naturelle, il faut rechercher les maisons exposées au soleil et pourvues de grandes fenêtres. Le soleil éclaire nos maisons, il les sèche, il détruit les germes de maladies qui sont en suspension dans l'air, qui vivent dans la poussière, dans les recoins obscurs et humides.

Une maison cachée dans l'ombre devient malade comme deviendrait malade un individu vivant confiné dans une cave : elle est humide, elle se couvre de moisissures, ses murs se salpêtrent et s'effritent : la maison devient lépreuse.

Donc :

Notre habitation doit être au soleil et au grand air.

Les mêmes conditions d'insolation et d'aération doivent être réalisées à l'intérieur de l'habitation :

Il faut assurer l'aération de la chambre à coucher, pendant la nuit.

Il faut, dès le lever et aussi longtemps que la température le permet, ouvrir largement toutes les fenêtres et les laisser ouvertes.

Ainsi, l'air pur pénètre dans toutes les pièces, chasse l'air vicié par le séjour prolongé d'une ou plusieurs personnes.

C'est pour lutter contre cette viciation de l'air que :

Le lit ne doit jamais être clos ; il doit

être individuel ; il doit être entièrement défait, chaque matin, avant d'être refait.

La maison doit être propre ; dans ce but, il faut en chasser la poussière, les ordures de toute nature, les objets inutiles, brisés ou usés. Mais, en chassant la poussière, il ne faut pas la soulever, ni la déplacer :

Il faut nettoyer le sol au chiffon humide ou après avoir arrosé ; il faut nettoyer les meubles avec une étoffe qui retienne la poussière.

Pour garder la maison saine, pour en rendre le séjour agréable, pour remplacer le soleil :

Il faut chauffer la maison en hiver.

On peut se chauffer avec une cheminée, avec un poële pourvu de tuyaux, ramonés en temps voulu.
La bonne cheminée, le bon poële ne doivent : ni enfumer la maison, ni dégager de mauvaises odeurs.

Ce dont on aura débarrassé la maison en la nettoyant, chaque jour, ne doit pas risquer de continuer à la rendre désagréable et malsaine en restant à proximité. C'est pourquoi :

Il faut éloigner les fumiers et les ordures de l'habitation.

On évite, ainsi, pour l'habitation, les mauvaises odeurs rabattues par le vent, les mouches qui salissent les aliments, les rats qui donnent des maladies :

Une maison dans laquelle on voit des mouches et des rats est une maison sale et mal tenue.

Ainsi, la maison doit être propre ; elle ne doit renfermer rien que l'on ne puisse montrer :

Il faut être fier de sa maison comme on est fier de ses habits.

Pour pouvoir bien nettoyer sa maison et ce qu'elle renferme, il faut avoir de l'eau propre.

Toutes les eaux, qu'elles proviennent de puits, de fontaines, de robinets, sont propres et bonnes, à condition qu'elles n'aient pas été salies :

Il ne faut jamais salir l'eau, il faut empêcher les autres de la salir.

On salit l'eau : en la puisant avec des récipients souillés, en y jetant des objets, en crachant dedans, en touchant avec sa bouche ou ses mains l'extrémité des robinets. On salit encore l'eau, et d'une façon plus grave, en ne veillant pas à la propreté de l'entour des puits, des fontaines. C'est pourquoi :

Les étables, les fumiers, le purin, les lieux d'aisances, les routes et les chemins bourbeux doivent être placés en contre-bas et éloignés des fontaines, sources et puits comme ils doivent être éloignés des maisons.

Les eaux salies peuvent rester claires ; elles contiennent cependant les germes de maladies graves : le choléra, la fièvre typhoïde, etc... c'est pourquoi :

Il faut, avant de s'en servir, faire bouillir l'eau qui pourrait être mauvaise.

III

HYGIÈNE SOCIALE

Tous les hommes sont solidaires ; la maladie contre laquelle vous avez su vous protéger vous menace encore si elle atteint votre voisin. Par conséquent :

Il faut veiller à la santé et à l'hygiène des autres, comme il faut veiller à sa propre santé et à son hygiène.

L'observation et le respect des règles précédemment indiquées ne sont efficaces que si vous prenez soin d'éviter aux autres ce que vous avez su éviter à vous-mêmes.

Veillez donc à ce que :

Vos parents, vos voisins, tous ceux avec qui vous êtes en contact observent les règles qui vous sont imposées. S'ils ne veulent pas s'y plier, ils vous menacent : donc, éloignez-vous d'eux, ne les fréquentez qu'avec précaution ; dans tous les cas, prêchez d'exemple et souvenez-vous que :

Il ne faut pas cracher par terre, mais, dans son mouchoir qui devra être lessivé ou dans un crachoir, dans un vase, contenant un désinfectant, eau de Javel ou crésyl.

Les crachats, même ceux des personnes en bonne santé, contiennent des germes de maladies ; ceux-ci se disséminent dans l'air quand le crachat est desséché.

Il faut mettre son mouchoir devant sa bouche quand on tousse et quand on éternue :

La toux et l'éternuement projettent dans l'air des particules de salive qui, comme les crachats, contiennent toujours des germes de maladies.

Il ne faut pas porter à sa bouche ou toucher avec des mains sales les objets et les aliments destinés aux autres.

Il ne faut pas prêter ses vêtements ou sa coiffure.

Il ne faut pas mouiller ses doigts pour tourner les feuillets des cahiers et des livres.

Pour les autres, comme pour soi-même :

Il ne faut pas souiller l'eau des puits, des sources, des fontaines.

Il ne faut pas déposer des ordures devant l'habitation, près des puits, sources et fontaines des autres.

Les germes de maladies se développent sur les ordures, les fumiers, les matières en décomposition ; ils peuvent être transportés au loin par les animaux mal soignés, mal entretenus, par les parasites :

Il faut détruire les mouches, les puces, les poux, les rats, les souris et veiller attentivement à la propreté des animaux domestiques.

Enfin, en ce qui concerne les malades, il faut éviter que le mal dont ils sont atteints ne vienne frapper les autres.

Suivant les indications du médecin, parce qu'il est des maladies qui ne sont pas contagieuses :

Il faut isoler les malades, désinfecter les objets qui leur ont servi, se laver et se

désinfecter soi-même en procédant à une toilette complète après les avoir touchés ou approchés.

En principe, toutes les maladies avec fièvre, toutes les maladies avec amaigrissement, avec toux, les plaies anciennes et de vilain aspect sont contagieuses.

C'est pourquoi, à moins d'y être obligé par sa profession, par ses liens de parenté, par la charité ou par le dévouement raisonné et utile au traitement :

Il faut s'éloigner des malades ; il faut ébouillanter ou flamber les objets qui leur ont servi, brûler leurs vieux pansements, désinfecter et lessiver leur linge, désinfecter leurs déjections et leur chambre.

*
**

Le respect des lois de l'hygiène est donc un devoir social.

Il faut se plier à ces lois, sans restriction.

Il faut s'astreindre à la lutte contre les maladies évitables.

C'est dans ce but que :

Il faut se prêter aux vaccinations recommandées contre la petite vérole, contre la fièvre typhoïde et contre toutes les maladies auxquelles on oppose un vaccin.

En résumé :

Nous devons tous contribuer à la propreté et à l'hygiène de notre maison, de notre village, de notre ville, de notre région, de notre pays :

Par intérêt particulier ;
Par devoir patriotique ;
Par obligation morale.

Une bonne hygiène fait la prospérité d'un pays en lui assurant des enfants sains et robustes, de bons ouvriers, de bons travailleurs parce qu'elle diminue la mortalité des enfants, le chômage par maladie, les frais d'assistance et parce qu'elle sème le bonheur.

IV

HYGIÈNE DU PREMIER AGE

I. — Le nouveau-né doit être **habillé** de vêtements légers et chauds parce que le froid est l'ennemi des petits enfants.

II. — Il faut laisser les tout petits **remuer librement** leurs bras et leurs jambes. Le maillot doit être remplacé par des bas, des chaussons et une culotte de laine.

III. — Il faut **coucher** l'enfant dans un petit lit à quatre pieds. Le bercer est nuisible ; le coucher auprès de sa mère est très dangereux.

IV. — Les **yeux** du nouveau-né doivent être propres. Dès sa naissance, il est indispensable de les laver à l'eau bouillie et d'y mettre quelques gouttes de jus de citron. Faute de ces soins, l'enfant court le risque de perdre la vue.

V. — Le meilleur **aliment** du bébé est le lait de sa mère. Presque toutes les mamans peuvent et doivent allaiter leurs enfants jusqu'à un an. Seules, les mamans atteintes de tuberculose et de certaines maladies de cœur doivent y renoncer.

VI. — Les **tétées** doivent avoir lieu à des intervalles réguliers :

Le premier mois, toutes les deux heures dans la journée,

une ou deux fois la nuit ;

Du deuxième au cinquième mois, toutes les deux heures et demie dans la journée,

une fois la nuit ;

A partir du cinquième mois, toutes les trois heures dans la journée,

rien la nuit.

VII. — La maman doit s'interdire, plus rigoureusement que jamais, **l'alcool** et les **liqueurs,** car ces liquides passent dans le lait et nuisent à la santé de l'enfant. Ils déterminent chez lui des troubles nerveux, surtout des convulsions.

VIII. — Le bébé qui n'est pas élevé au sein ne doit consommer que du **lait bouilli.** Le lait qui monte sous l'effet de la chaleur ne bout pas ; il faut soulever la peau et laisser bouillir cinq minutes. Le lait ainsi préparé se conserve au frais dans un vase couvert et rincé, au préalable, à l'eau bouillie.

IX. — Un enfant bien nourri et bien soigné triple son **poids** de naissance durant la première année :

Poids moyen à la naissance : 3 kilogrammes.

Poids moyen à un an : 9 kilogrammes.

a) La *constipation* d'un bébé révèle, généralement, une alimentation insuffisante : la *diarrhée*, une alimentation surabondante.

b) Si l'enfant mange bien, la fontanelle reste tendue et souple ; elle se déprime dans le cas contraire.

c) Il est utile de *peser* l'enfant chaque semaine pour se rendre compte de ses progrès.

X. — Il faut faire **vacciner** le bébé dans les deux premiers mois de sa vie.

XI. — Les premières **dents** apparaissent, généralement, vers six mois ; elles ne percent plus tard que chez l'enfant mal nourri ou malade.

XII. — Durant la deuxième année, on **substitue progressivement au lait des bouillies ;** on choisira la farine d'orge si l'enfant est constipé, la farine de riz dans le cas contraire.

QUIMPER. — IMPRIMERIE Mme BARGAIN ET Cie

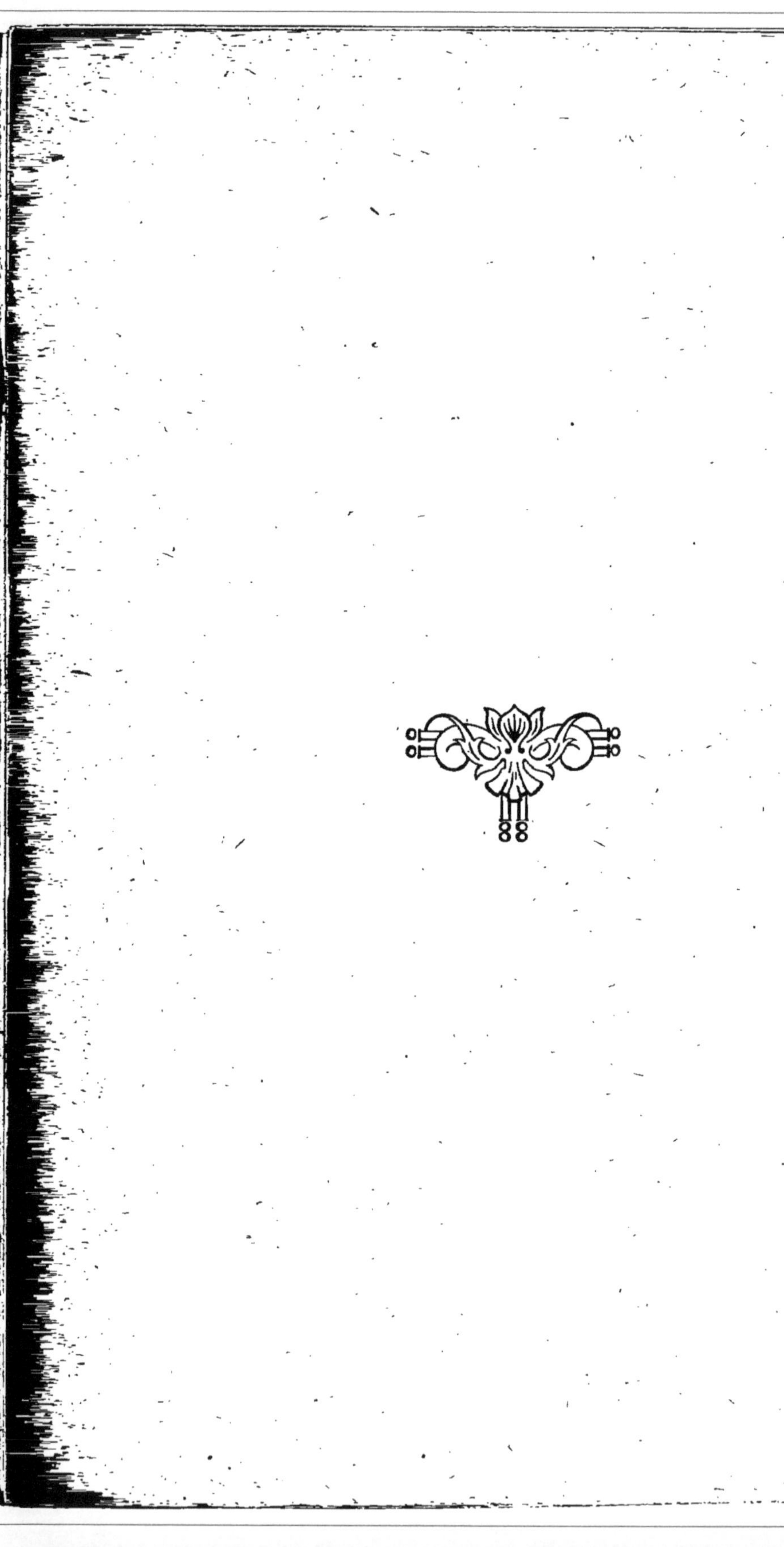